BEI GRIN MACHT SICH IHR
WISSEN BEZAHLT

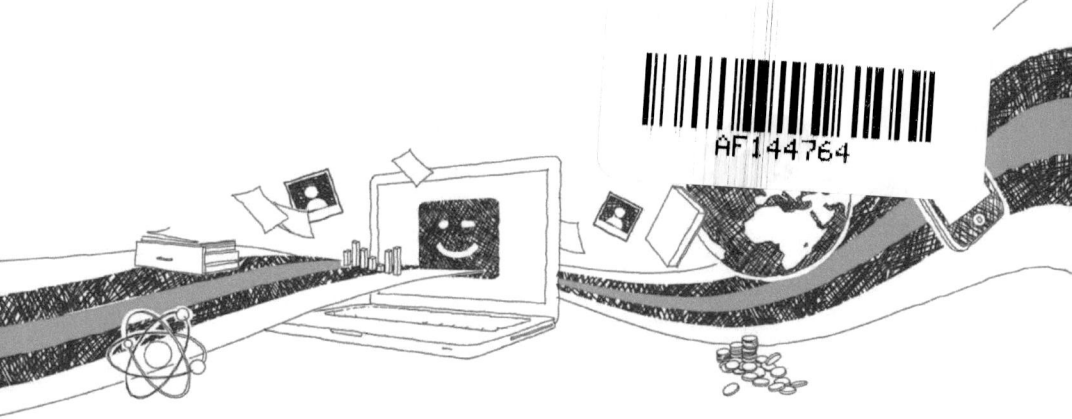

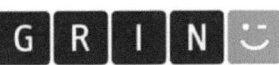

Bibliografische Information der Deutschen Nationalbibliothek:

Die Deutsche Bibliothek verzeichnet diese Publikation in der Deutschen National-
bibliografie; detaillierte bibliografische Daten sind im Internet über http://dnb.d-
nb.de/ abrufbar.

Impressum:

Copyright © 2016 GRIN Verlag, Open Publishing GmbH
Druck und Bindung: Books on Demand GmbH, Norderstedt Germany
ISBN: 9783668331273

Dieses Buch bei GRIN:

http://www.grin.com/de/e-book/342931/wundheilung-bei-sportverletzungen-
erlernen-und-praktische-umsetzung

Anonym

Wundheilung bei Sportverletzungen. Erlernen und praktische Umsetzung

Unterrichtsentwurf zu einer Unterrichtsstunde an einer Berufsfachschule für Physiotherapie

GRIN Verlag

GRIN - Your knowledge has value

Der GRIN Verlag publiziert seit 1998 wissenschaftliche Arbeiten von Studenten, Hochschullehrern und anderen Akademikern als eBook und gedrucktes Buch. Die Verlagswebsite www.grin.com ist die ideale Plattform zur Veröffentlichung von Hausarbeiten, Abschlussarbeiten, wissenschaftlichen Aufsätzen, Dissertationen und Fachbüchern.

Besuchen Sie uns im Internet:

http://www.grin.com/

http://www.facebook.com/grincom

http://www.twitter.com/grin_com

Unterrichtsentwurf

zu einer Unterrichtsstunde

an einer Berufsfachschule für Physiotherapie

Inhalt

1. Allgemeine Angaben zum Unterrichtsentwurf

Schule : Berufsfachschule für Physiotherapie

Fach/Lernfeld/Themenfeld : Sportmedizin/Grundlagen Wundheilungsphasen/ Proliferationsphase

Datum : 21.04.2016

Zeit: 2. Unterrichtsblock 10:30 bis 12: 00 Uhr

Thema des Unterrichtvorhabens : Erlernen und praktische Umsetzung Wundheilung

Thema der vorherigen Stunde : Erste Stunde in diesem Fach

Thema der nächsten Stunde : Zeichen einer Verletzung

2. Analytischer Teil

2.1. Analyse der Lernvoraussetzungen

Der Kurs PT 7 besteht aus insgesamt 17 Physiotherapieschüler/innen. Aufgeteilt nach Geschlecht bestehend aus 10 Schülerinnen und 7 Schülern.

Das Alter der Schüler/innen ist von aktuell 20 Jahre bis 28 Jahre. Für die meisten Schüler/innen ist es die erste Berufsausbildung, wobei zwei Auszubildende schon Berufserfahrung in einem anderen Beruf haben.

Die Klasse besteht aus einem überwiegend Deutschen Anteil, aber auch mit acht Schülern/innen einen relativ großen französischem/elsässischem Anteil.

Insgesamt besitzt die PT 7 ein gutes, ihrem Ausbildungstand entsprechendes gutes Niveau und ist sehr motiviert. Die Gruppe bildet ein homogenes Kollektiv, indem zwei Schüler einen gesonderten Status besitzen. Ein Schüler besitzt ein profundes Wissen und möchte dafür bewundert werden. Der andere Schüler besitzt auch ein sehr gutes Wissen und ist auch in den praktischen Bereichen sehr gut, kann aber sein wissen nicht eloquent mitteilen. Die Gruppe der französisch stämmigen Schüler ist präsenter, agiler, aber auch während des Unterrichts lauter. Der Kurs hatte unglücklicherweise durch das Ausscheiden einer Lehrkraft keinen konstanten und chronologischen Verlauf der Ausbildung, was immer wieder zu Verunsicherung, wer und wann die noch ausstehenden Fächer unterrichtet führt.

Die Schüler/innen befinden sich im 3.Jahr bzw. 5.Semester ihrer Ausbildung. Sie haben im ärztlichen Unterricht die Grundlagen der Anatomie, Physiologie und spezielle Krankheitsbilder der verschieden medizinischen Fakultäten erhalten. Die grundlegenden Techniken und spezielle Behandlungsmethoden in den unterschiedlichen Teilbereichen der Physiotherapie wurden schon unterrichtet. Die PT 7 war schon mehrfach im Praktikum und hat eigenverantwortliche Erfahrung direkt am Patienten sammeln können. Vor dem abschließendem Examen steht noch ein Praktikum in den Fachbereichen der Neurologie, Pädiatrie und Gynäkologie bevor.

Der Kurs PT 7 kennt mich seit Oktober 2014 und haben mich u.a. in den Fächern Manuelle Therapie, Arbeitsmedizin erlebt. Ein Teil des Kurses hatte ich auch in vergangenen Praktika betreut. Das Fach Sportmedizin unterrichte ich seit Mai 2011. Es ist jetzt der 5.Kurs bei dem ich dieses Fach unterrichte. Der inzwischen mehrfache jährliche Turnus ermöglicht es mir Erfahrungen mit vorherigen Kursen hinsichtlich Ergebnissicherung, Wiederholungs- und Festigungssequenzen zu erstellen und durchzuführen. Durch die Vertrautheit mit dem Fach lassen sich die Erarbeitungsphasen effektiver und optimaler gestalten. Als lizenzierter DOSB-Sportphysiotherapeut kann ich gut Bezug zum sportmedizinischen Alltag nehmen und macht mir persönliche Spaß die Passion für die Sportmedizin an die Schüler weiterzugeben.

Die Klasse wird in ihrem eigenen Klassenraum unterrichtet, welcher für 17 Schüler gerade noch ausreichend groß genug ist. Die Lernenden sitzen zu zweit an ihrer Bank, ein Schüler sitzt alleine an einer Bank. Der Abstand der Bänke lässt keine Möglichkeit komplett um die Bank v.a. für den praktischen Teil des Unterrichts zu agieren. Die Sitzordnung ist frontal, wobei zwei Säulen im Raum die komplett freie Sicht erschweren. Trotzdem haben die Schüler eine hohe Identifikation mit ihrem Klassenraum.

Die Lichtverhältnisse sind durch bilaterales Tageslicht sehr gut allerdings ist die Raumtemperatur im Winter deutlich zu niedrig. Ausgestattet ist der Klassenraum mit einer Tafel/White Board, ein Over Head Projektor, ein Beamer und einer ausziehbaren Leinwand. Zusätzlich befindet sich noch Lagerungsmaterial wie Kopfkissen, Nacken- und Knierollen in zwei Schlingentischgestelle im Klassenraum.

Curriculare Rahmenbedingungen:

Das Fach Sportmedizin wird einmal als Arzt Fach in der speziellen Krankheits-lehre unterrichtet. Die Anzahl der Mindestunterrichtsstunden beträgt 360.die Mindeststunden für die Sportmedizin ist nicht genauer festgelegt. Im Rahmen der Methodische Anwendung der Physiotherapie in den medizinischen Fachgebieten welche insgesamt 500 Unterrichteinheiten umfasst, sind ca. 20 Unterrichteinheiten in der Sportmedizin vorgesehen. Inhaltlich wird im Curriculum nicht festgelegt was in dem Fach zu unterrichten ist.

Ich halte es für essentiell wichtig, dass die Lernenden ein gute Verständnis für die Phasen der Wundheilung bekommen, welche nach einer Verletzung im Gewebe ablaufen. Erst durch ein profundes Wissen wie im Körper die Wundheilungsprozesse und Phasen ablaufen, kann ein Physiotherapeut einen zielgerichteten, individuellen und spezifischen Therapieplan erstellen. In der Sportmedizin, ist es üblich, dass der Sportler bzw. der Athlet vom Moment der Verletzung z.T. am Trainings- bzw. Spielfeld erstversorgt wird bis zur Wiederaufnahme des Wettkampfes kontinuierlich von seinem Physiotherapeut des Vertrauens versorgt wird. Während diesen Phasen der Rekonvaleszenz ist es von immenser Bedeutung, dass der Athlet zu jedem Zeitpunkt optimal betreut wird um einen schnellen und vollständigen Heilungsprozess zu gewährleisten. Der Kurs PT 7 hat im ärztlichen Unterricht und auch in den anderen physiotherapeutischen Fächern zumindest rudimentär die Phasen der Wundheilung durchgesprochen. In meinen Unterrichtsstunden möchte ich den Transfer vom theoretischen Wissen zur praktischen Anwendung vermitteln.

2.2. Sachanalyse

"Entzündungs- oder Akutphase

Man unterscheidet hier eine vaskuläre und eine zelluläre Phase. In der Vaskulären Phase (0. - 2.Tag) findet vor allem die Gerinnung statt. Das Gewebe beginnt mit der Reparatur des Gefäßsystems. In den ersten 48 Stunden kommt es zu einer Invasion von Leukozyten und Makrophagen ins Verletzungsgebiet, die über die Sauerstoffkonzentration gesteuert wird. durch die Gefäßverletzung tritt sauerstoffreiches Blut ins Interstitium. dadurch erhöht sich der Sauerstoffgehalt. Durch die Erhöhung der Sauerstoffkonzentration steigt auch der pH-Wert. Die aktivierten Makrophagen setzen den notwendigen Reiz für die Fibroblasten, damit die beginnen, sich zu teilen und neue Zellen zu bilden. Die so entstehenden Bindegewebszellen werden Myofibroblasten genannt und wandern mit den Makrophagen in das Verletzungsgebiet hinein. Bereits während der Entzündungsphase wird mit der Kollagensynthese begonnen. Es handelt sich dabei um die Synthese des Kollagens III (retikuläre Fasern). Der Kollagen Typ III stellt eine wichtige Vorstufe für die Bildung des gut organisierten und funktionsfähigen Netzwerkes des Kollagens Typ I dar. Kollagen Typ III wird genutzt, um die Wunde so schnell wie möglich mit Bindegewebe zu schließen. Diesen Ablauf der Wundheilung mit der primären Produktion von Kollagen Typ III findet man in jedem Gewebe, in dem eine Verletzung stattfand.

Vom 2. bis 5. Tag der Wundheilung spricht man von der zellulären Phase. Während des 2. und 3. Tages dominiert die Neubildung von Fibroblasten bzw. Myofibroblasten. Die Bildung des Kollagens Typ III sieht man hauptsächlich ab dem 3.Tag wobei die Fasern sich anfänglich an den Wundrändern in der Nachbarschaft von Kapillargefäßen platzieren. In dieser ersten Zeit werden kaum Glykosaminoglykane und Proteoglykane synthetisiert, so dass die Belastbarkeit des neuen Gewebes deutlich reduziert ist. In dieser Phase wird die Stabilität durch interzelluläre Verbindungen zwischen Myofibroblasten und retikuläre Fasern erzeugt. Das ist der Grund warum man während der gesamten Entzündungsphase mit jeder Form mechanischer Belastung auf das Verletzungsgebiet sehr zurückhaltend sein muss. Daraus ergibt sich, dass man in dieser und in der nachfolgenden Proliferationsphase eventuelle Schmerzangaben des Patienten als Bewegungsgrenze unbedingt respektieren muss. Die Behandlung besteht jetzt aus Entlastung oder Immobilisation. Soll dennoch bewegt werden, bleiben Bewegungen und damit Belastungen im Matrixbelastungsbereich z.B. hub freie Mobilisation, wie sie sich nach Bandscheibenverletzungen anbietet, oder Pendel-übungen nach Schulter- oder Knieverletzungen.

Proliferationsphase

Diese Phase umfasst den Zeitraum vom 5 - 21. Tag. Die Zahl der Monozyten, Leukozyten, Lymphozyten und Makrophagen wird langsam abgebaut. Nach ca. 14 Tagen findet man nur noch Fibroblasten und Myofibroblasten im neu gebildeten Gewebe, im Wundrandbereich noch einige Mastzellen. Die eigentliche Entzündung sollte zu dieser Zeit eigentlich beendet sein. Schont sich der Patient während dieser Phase der Wundheilung nicht, weil er seine Verletzung bagatellisiert und das Gewebe ständig neu schädigt, kann es passieren, kann es passieren, dass das Gewebe sich noch immer in einer akuten Situation und damit in der Entzündungsphase befindet. Bewegungen verursachen immer noch viel Schmerzen und sind stark eingeschränkt. Eventuell entstehen Kapselmuster, die die Bewegungsgrenze festlegen. Besonders in dieser Phase der Wundheilung muss ernsthaft überlegt werden, inwieweit Eisanwendungen in der Therapie die physiologischen Prozesse positiv unterstützen.

Längere Eisanwendungen verursachen bekanntlicherweise eine Vasokonstriktion der Gefäße und Kapillaren. Während der Wundheilung aber versucht der Körper, die Durchblutung im Verletzungsgebiet so optimal wie möglich zu gestalten, damit genügend Sauerstoff und Nährstoffe angeboten werden können. Um dieses Ziel zu erreichen, werden im Verletzungsgebiet Entzündungsmediatoren freigesetzt.

Der Körper schützt das heilende Gewebe außerdem gegen mögliche Überlastung und erneute Schädigung, und zwar durch das Freisetzen von Schmerzmediatoren. Diese Mediatoren senken die Reizschwelle der Rezeptoren in der Nähe des Verletzungsgebietes. Die Rezeptoren können rechtzeitig warnen, wenn die Belastung droht, zu hoch zu werden. Eisanwendungen hemmen nun die Aktivität dieser Rezeptoren und die Weiterleitung ihrer Impulse über die peripheren Nerven. Weiter hat man in mehreren Untersuchungen festgestellt, dass längere Eisanwendung manchmal irreversible Schäden der peripheren Nerven führen können (Basset 1992, Drez 1981, Green 1989, Parker 1983). Vielleicht ist das der Grund, warum Patienten nach einigen Minuten feststellen, dass z.B. eine Eispackung Schmerzen verursacht. Der Grund für diesen Schmerz könnte in der gesenkten Durchblutung des Nervs durch Eisanwendung liegen, was eine Bedrohung für die Nervenstruktur darstellt. Bei Untersuchungen an der Freien Universität in Brüssel haben Forscher festgestellt, dass längere Eisanwendung auch häufig Ödeme verursachen, die durch Schädigung der Wand der Lymphgefäße entstehen. (Leduc 1979, Lievens 1984, Meeuwsen 1986)

Während der gesamten Proliferationsphase ist die Synthese von Kollagen sehr ausgeprägt. Den Höhepunkt der Neubildung sieht man um den 14.Tag herum. Die Fasern sind zunächst sehr dünn und liegen eng aneinander. Oft wird in der Literatur behauptet, dass die Organisation in diesem neu heranwachsenden Gewebe schlecht sei. Neuere Untersuchungen haben jedoch mittlerweile deutlich gezeigt, dass der Organisationsgrad davon abhängig ist, ob Gewebe während der Wundheilung seine normalen physiologischen Belastungsreize erhält oder nicht. Werden keine Reize gesetzt, so ist die Organisation tatsächlich nicht gut. das Gewebe braucht für die Organisation und die Ausrichtung seiner produzierten kollagenen Moleküle unbedingt Belastungsreize. Wird das Gewebe während dieser Phase innerhalb physiologischer Grenzen belastet, so sieht man, dass die Organisation gut ist und ein normales funktionsfähiges Gewebe aufgebaut wird. Die Produktion von Grundsubstanz, also Glykosaminoglykanen und Proteoglykanen ist in dieser Zeit immer noch sehr gering.

Das Gewebe deshalb weniger elastisch und nur gering belastbar. Aus diesem Grund zeigen die Myofibroblasten eine starke Aktivität, um die Wunde zu stabilisieren und zusammenzuziehen. Der große Vorteil der Wundkontraktion besteht darin, dass die Wunde nicht nur stabiler, sondern auch kleiner wird. So ist sie schneller zu überbrücken und zu schließen. Das ist der Grund, warum diese Phase auch oft als Kontraktionsphase bezeichnet wird.

Konsolidierungsphase

Dies ist die Zeit vom 21. bis 60.Tag. Jetzt wird das neugebildete Kollagen vermehrt stabilisiert und organisiert. Fibroblasten beginnen zunehmend Grundsubstanz zu synthetisieren. die Belastbarkeit des Gewebes wird dadurch deutlich erhöht. Die Wundkontraktion durch die Myofibroblasten als Schutz vor zu großer Belastung ist nicht mehr notwendig. Dies bedeutet eine Abnahme an Myofibroblasten und eine Vorherrschaft an Fibroblasten. Die Kollagenfasern werden nun dicker. Durch die Zunahme von Grundsubstanz wird der Abstand zwischen den Fasern größer. All diese Faktoren sind Voraussetzung dafür, ein stabiles Netzwerk aus Kollagen bilden zu können. Nach ca. 4 Wochen ist das Kollagen schon deutlich dicker und stabiler. Obwohl die Zahl der Zellen und die Durchblutung sich verringern, bleibt die Kollagensynthese immer noch sehr hoch. Das weitere Umbauen von Kollagentyp III in Kollagen Typ I vergrößert die Stabilität weiter. Durch die vermehrte Produktion von Grundsubstanz kommt es gleich-zeitig zu einer verbesserten Elastizität. In der Behandlung des Patienten kann ab jetzt die Belastung auf das Gewebe deutlich gesteigert werden. In dieser Phase behandelt man vor allem im kollagenen Belastungsbereich. Der Übergang von der Konsolidierung- zur nachfolgenden Organisations - oder Umbauphase verläuft fließend.

Organisations - oder Umbauphase

Bis zum ca. 120. Tag bleibt die Kollagensynthese hoch. Danach läuft sie langsam aus. Bis zum ca. 150.Tag sind ca. 85% des ursprünglich angelegten Kollagens Typ III durch neues und stabileres Kollagen ersetzt. Zwischen dem 180. und 360. Tag geht die Zahl der Fibroblasten immer mehr zurück. Nach Abschluss der Umbauphase sind häufig noch 3 bis 5% zellige Anteile zu finden. Somit hat sich der ursprüngliche Verletzungs-bereich von einem überwiegend zellulären Gewebe in ein normales kollagenes Bindegewebe entwickelt. Wird während der Wundheilung das Gewebe längere Zeit immobilisiert, sind die hierdurch entstandenen Veränderungen und eventuellen Bewegungseinschränkungen nur noch geringfügig therapeutisch beeinflussbar. Je länger die Immobilisation andauert, umso schlechter ist die Prognose bezüglich der Wiedererlangung normaler physiologischer Beweglichkeit.

Die Belastbarkeit des Gewebes ist davon abhängig, welche Zellen in den einzelnen Phasen aktiv sind und welche Gewebeanteile sie synthetisieren. Sie ergibt sich aus den Hauptaufgaben von Myofibroblasten und Fibroblasten, die sehr unterschiedlich sind. Myofibroblasten sind vor allem in der ersten Phase der Wundheilung für die Synthese des Kollagen Typ III verantwortlich und in der Proliferationsphase für die Stabilität des neuwachsenden Gewebes mittels Wundkontraktion. Die Behandlung sollte in der Entzündungs- und Proliferationsphase aus Entlastung und dosierter Bewegung im Matrixbelastungsbereich bestehen.

Die Fibroblasten werden dagegen erst zu einem späteren Zeitpunkt der Wundheilung aktiv. Sie sind für den Umbau der ursprünglich angelegten Kollagens Typ III in das eigentliche und belastungsstabile Kollagen, meist Typ I, zuständig. Die Therapie sollte dann aus viel Bewegen und Belasten am Matrixbelastungsbereich und am Anfang des kollagenen Belastungsbereichs bestehen." (van den Berg, Frans, 2003, S. 48 -51)

2.3. Methodisch - Didaktische Analyse

Die Auszubildenden der PT 7 haben eigene Erfahrungen mit den Wundheilungsphasen gemacht. Durch die diversen Praktika haben die Schüler im Prinzip mit jedem Patienten die sie eigenverantwortlich therapiert haben sich am Wundheilungsschema orientiert. Sportmedizinische Betreuung war in den bisherigen Praktika nicht gegeben bzw. im Vordergrund. Einige der Schüler hatten schon durch eigene Sportverletzungen Berührung mit der Sporttherapie auch schon vor dem Beginn ihrer Ausbildung. Zwei Lernende betreuen auf Amateurniveau Sportmannschaften in ihrer Freizeit. Nicht wenige Schüler war die eigene Sportverletzung und deren Therapie auschlaggebend um eine Ausbildung zum Physiotherapeuten zu beginnen Ein Schüler hatte innerhalb Ausbildung einen vorderen Kreuzbandriss den er sich beim Basketball zugezogen hatte. Durch den eigenen Bezug und Erfahrungen zur Sporttherapie ist das Interesse des Kurses PT 7 an der Sportmedizin und die optimale Versorgung der Sportler, auch bei den sonst nicht so konzentrierten Schülern sehr groß. Vor allem bei Sportlern ist ein optimaler Heilungsverlauf eminent wichtig und zum Teil existentiell. Sportler allgemein und Profisportlern insbesondere brauchen einen optimal funktionierenden Bewegungsapparat mit vollem Bewegungsausmaß und maximaler Kraft um im Wettkampf zu bestehen und noch besser gewinnen zu können. Die meisten Athleten sind hypersensibel was ihren Körper anbelangt und können nur maximale Leistung abliefern wenn sie auch im Kopf ein vollständiges Vertrauen in ihren Körper haben. Aus diesem Grund müssen die angehenden Physiotherapeuten genau das Wundschema kennen und in der Lage sein in jeder Phase der Rekonvaleszenz der Sportler adäquat zu therapieren.

Damit die Schüler/innen die einzelnen Phasen voneinander abgrenzen können, was schwer fällt da die Übergänge fließend sind, müssen sie die typischen klinischen Zeichen der einzelnen Phasen kennen. Wie z.B. die typischen Zeichen einer Entzündung (Schmerz, Rötung, Schwellung, Wärme und Funktionseinschränkung) in der Akutphase. Die PT7 hat durch die Unterrichtsstunden in der Physiologie bei den Ärzten die theoretischen Grundlagen der Wundheilung schon erklärt bekommen. Jetzt gilt es für die Schüler dieses Wissen weiter zu festigen und in die praktische Anwendung in der Therapie zu transferieren. Der theoretische Hintergrund ist unerlässlich für das Verständnis eines Behandlungstableaus. Da das Thema der Wundheilung im Physiologie Unterricht schon vor längerer Zeit zurück liegt und die Lernenden nicht mehr adäquat präsent haben, werde ich als Wiederholung nochmals auf das Thema eingehen. Die zukünftigen Physiotherapeuten sollten grundsätzlich emphatische Fähigkeiten mitbringen, um mit eventuellen Sorgen oder Ängsten jedes Patienten und auch des verletzten Sportlers umgehen zu können. Speziell Athleten sind sehr sensibel und brauchen einen Physiotherapeuten, der Ruhe, Kompetenz und Sicherheit aus-strahlt und auch nonverbal weiß was sein verletzter Sportler in der Therapie und auch in der allgemeinen Betreuung braucht.
Durch vorherigen Unterricht in anderen Fächern und durch die Betreuung im Praktikum kann ich emphatische Fähigkeiten der PT 7 bestätigen.
Die Klasse hat im der bisherigen Ausbildung Erfahrung mit Patienten sammeln können und erwarte dass die zukünftigen Physiotherapeuten mir einen Behandlungsplan für eine typische Sportverletzung wie zum Beispiel ein Supinationstrauma im Sprunggelenk in Abhängigkeit der Wundheilungsphasen erstellen können. Außerdem sollen sie das allgemeine Zeitschema der Wundheilung verinnerlicht haben. Des Weiteren sollen die Schüler die Untersuchungs- und Behandlungstechniken am eigenen Körper durch gegenseitiges Üben spüren um auch emphatisch nachvollziehen zu können, wie sich ein Sportler fühlt bzw. wie Sportphysiotherapie am Körper auf die jeweiligen Strukturen wirkt. Sämtliche aktiven Trainingsübungen sollen von den Lernenden beherrscht und professionell präsentiert werden können. Durch die Fremdwahrnehmung des Sportlers wird er auch durch die Eigenwahrnehmung die Trainings-übungen korrekt umsetzen können.

Um das Mindestwissen des allgemeinen Zeittableaus bei der Wundheilung und der entsprechenden physikalischen Reizsetzung zuerst zu vermitteln und dann zu festigen gehe ich im Unterricht folgendermaßen vor: Zur Einstimmung und für die Motivation der Schüler/innen stelle ich den zukünftigen Kollegen das Fach „ Sportmedizin" via Flipchart in der groben Übersicht vor. Zur besseren Zugang zur folgenden Gruppen-arbeit werde ich werde mit der PT 7 die Wundheilungsphasen nochmals durchsprechen. Dies geschieht mit einem Text zur Wundheilung aus dem Buch von Frans van den Berg „ Angewandte Physiologie Band I Grundlagen der Bindegewebs-physiologie Kapitel 1.6 Wundheilung S. 48 -51". Den Text werden die Schüler laut im Plenum vorlesen. Sie dürfen dann den nächsten Schüler der lesen darf aufrufen. So sollen die Phasen des ärztlichen Unterrichts wieder ins Gedächtnis gerufen werden.

Das Clipchart bleibt während des kompletten Unterrichts gut sichtbar für die Lernenden stehen. So haben die Lernenden immer wieder die Möglichkeit, sich den geplanten Verlauf des Faches ins Gedächtnis zu rufen.

Der Anschrieb für das White Board wird, nach der Gruppenarbeit, aktiv von den Lernenden gestaltet. Die Schüler sollen, in drei Gruppen aufgeteilt, je Gruppe eine Phase der Wundheilung an Hand des Textes von van den Berg bearbeiten. Die Gruppe soll das essentiell wichtige jeder Phase zusammenfassen und dann für die gesamte Gruppe vortragen. Da Vorkenntnisse schon vorhanden sein sollten erwarte ich zu jeder Phase ein Beispiel eines Behandlungszieles. Die Quintessenz notiere ich zur Übersicht an das White Board. Das sichert die Präsens von Emotionen, die bei den Schülern durch das Präsentieren vorhanden sein werden. Das Wissen wird durch das Vorhanden sein von Emotionen sehr gut in Hippocampus abgespeichert. Er ist er enorm wichtig für die Gedächtniskonsolidierung, also die Überführung von Gedächtnis-inhalten aus dem Kurzzeit- in das Langzeitgedächtnis. Außerdem werden durch die Präsentation der Schüler verschiedene neuronale Verknüpfungen, visuell und auditiv, unterschiedlicher Hirnregionen gewährleistet. Jede Gruppe sollte die Präsentation der jeweiligen Phase nur kurz darstellen. Zur Sicherung des Vortrages und zur besseren Speicherung für alle Schüler notiere ich stichwortartig das Essentielle der jeweiligen Phase an das White Board. Im Anschluss nach den Präsentationen für die "Akutphase", "Proliferationsphase" und "Konsolidierungsphase" sollen die Lernenden anhand von Beispielen in einem Lehrer-Schüler Gespräch das Wissen vertiefen und auch Transfer-leistungen von der Theorie in die praktische Therapie erbringen. Dafür ist der Whiteboard Aufschrieb als Gedächtnisstütze gedacht.

Sollten die Schülerpräsentationen zügiger vorangehen und im Unterrichtsblock noch etwas Zeit bleiben, können die Schüler/innen in einer Partnerübung zu dritt, zusammengesetzt aus je einem Teilnehmer/in der Phasen aus der ersten Gruppenaufgabe ihr gerade erworbenes Wissen festigen. Ich werde die zweite Gruppenarbeit in Anlehnung eines "Partnerpuzzles" (Mattes, 2011, S. 242) gestalten. Die Kleingruppe soll für eine typische Sportverletzung wie zum Beispiel Sprunggelenks- oder Knieverletzungen ein Behandlungsplan für die Akut- Proliferations- und Remodellierungsphase erstellen. Die zu bearbeitende Verletzung lasse ich im Losverfahren ziehen. Zur Bearbeitung eignet sich die "Pick Up Methode" (Mattes, 2011, S. 242) In der Dreiergruppe soll jeder den beiden anderen Gruppenmitgliedern die Ziele seiner Phase vor-stellen und eventuell adäquate Untersuchungstechniken oder Übungen, welche die Schüler aus anderen Fächern kennen und gelernt haben, zeigen.

Zum Abschluss erhalten die Lernenden ein zusammenfassendes Handout, das die Grundlage für Klausuren und Examina darstellt und zusätzlich beim selbständigen praktischen Arbeiten mit Patienten unterstützen soll.

Für einen reibungslosen Ablauf, Aufmerksamkeit zu schaffen und mögliche Probleme zu minimieren, werde ich schon in der Pause vor dem Unterrichtsblock mit einer Power- Point Folie als Aufhänger an die Wand projizieren. Die PT 7 soll bei der Rückkehr aus der Pause mit der Folie neugierig auf das folgende Fach und Thema neugierig gemacht werden.

Die Gruppenzusammensetzung lasse ich durch schnelles Abzählen „1..2..3..1..2..3..1.." zufällig zusammenstellen. Die PT 7 ist im dritten Ausbildungsjahr und durch andere Fächer bzw. Unterrichte Gruppenarbeit mit anschließender Präsentation gewohnt. Deshalb überlasse ich es den jeweiligen Gruppen, wer die zu präsentierte Phase vorstellt. Um den drei Gruppen Sicherheit zu geben, werde ich in jeder Gruppe meine Hilfe bei Verständnisfragen oder zum praktischen Teil anbieten. Sollte es notwendig sein, werde ich nochmals themaspezifisch in der Gruppe wiederholt erklären und

Mit einer Komplettverweigerung Einzelner oder der ganzen Gruppe rechne ich, auf Grund der Erfahrung und der in zwischen erworbenen Routine mit Präsentationen von PT 7, nicht. Sollte es jedoch widererwartend vorkommen, werde ich die Ergebnisvorstellung nicht im Plenum einfordern. Bei einer erzwungenen Präsentation verbunden mit Stress und Angst würde sicherlich die Amygdala (Mandelkern) aktiviert. Die Aktivierung diese Angstzentrums würde zu einer negativen emotionalen Verknüpfung mit Präsentationen führen. Sollte dennoch der unwahrscheinliche Fall einer Verweigerung eintreten, werde ich selbst die Inhalte der zu präsentierenden Phase erklären und vormachen. Um die weitere Zugänglichkeit zu sichern werde ich weitere Beispiele aus der Sportmedizin aufzeigen, damit ich davon ausgehen kann, dass es die komplette PT 7 verstanden hat.

Zum Ende der Unterrichtseinheit bitte ich den Kurs um eine Bewertung der gemachten Erfahrung und der Unterrichtseinheit. Abschließend werde ich den Lernenden ein wertschätzendes und wohlwollendes Feedback geben.

2.4 Medien

Für die mediale Präsentation habe ich mich zur Einstimmung für eine Power- Point Plakat mit Hilfe von einem Beamer, eine Flip-Chart Übersicht, Arbeitsblätter, ein White Board Anschrieb und zur Abrundung ein Handout entschieden. Der Vorteil dieser Medien ist die gute Vorbereitung im Vorfeld. Die Vielfalt der Medien bietet eine gute Abwechslung für den Kurs und kann sinkender Aufmerksamkeit, Konzentration und Motivation entgegenwirken. Der Einsatz des Power Point Plakates ist eine gute Möglichkeit die Macht der Sprache durch Überzeugungskraft einer Grafik oder den Emotionen eines Bildes zu unterstützen bzw. in diesem Unterrichtsblock Aufmerksamkeit, Spannung und Neugier zu schaffen. Die Flip Chart Übersicht zur Sportmedizin hängt in einem dafür vorgesehen Flip Chart Ständer mit Rollen, welcher variabel im Raum zu platzieren möglich wäre. Der White Board Aufschrift verschafft den Schülern eine basale Übersicht, Sicherheit, auch durch das auszuteilende Handout, das für Klausur- und Prüfungsvorbereitungen die Basis bildet.

3. Entscheidungsteil

3.1. Lernziele

Für den Unterrichtsblock "Wundheilungsphasen" werden folgende Lernziele angestrebt:

Richtziel : Die Schüler sollen Sportverletzungen behandeln können

Grobziel: Die Lernenden sollen um Sportverletzungen behandeln zu können die drei Phasen der Wundheilung kennen.

Feinziel Die Lernenden sollen die drei Phasen inhaltlich kennen. Die physiologischen Vorgänge in den Phasen verstehen und voneinander abgrenzen. Die Aktualität des verletzten Sportlers beurteilen: Ein gewisses Gespür und Sensibilität dafür entwickeln, in welcher Phase der Wundheilung der Athlet sich befindet und wie auch der Sportler damit umgeht. Die Schüler sollen eine Emphatie entwickeln, wie existentiell eine vollständige Genesung und damit eine wieder Aufnahme des Wettkampfes im Spitzensport ist. Weiter sollen sich die angehenden Physiotherapeuten bewusst machen, wie wichtig eine verantwortungsvolle und adäquate Therapie ist. Schließlich sollen die Lernenden in der Lage sein einen Therapieplan selbständig zu gestalten. Durch die erfahrene und professionelle Unterstützung und Anleitung ihres Dozenten sollen sie die Untersuchungsschritte fach- und situationsgerecht durchführen. Weiter die Techniken der klinischen Untersuchungs - bzw. Behandlungstechniken beherrschen, auswählen und adäquat durchführen können.

4. Sozialform/Handlungsmuster

In meiner didaktischen Analyse bin ich bereits auf die Sozialform und Handlungsmuster eingegangen. Darüber hinaus werden diese im tabellarischen Unterrichtsverlauf aufgeführt. Additional werde ich diese nochmals hier gesondert aufführen:

Handlungsmuster

1. Moderation

2. Lehrervortrag

3. Arbeiten mit Arbeitsblättern

4. Schülerpräsentation / Schülerdemonstration

5. Ggf. Lehrerdemonstration / Schüler-Lehrer Gespräch

6. Arbeiten mit Fallbeispielen

7. Schülervortrag/Schülerdemonstration

8. Ggf. Lehrerdemonstration / Schüler - Lehrer Gespräch

Sozialform:

1. Plenum

2. Gruppenarbeit

3. Partnerarbeit

14

5. Geplanter Unterrichtsverlauf (Tabellarisch)

Zeit / Phase	Didaktische Funktionen	Feinziel	Lerninhalte	Sozialform / Methode	Medien / Materialien
10:30	Begrüßung	Aufmerksamkeit S. wecken	L. stellt Thema vor	Plenum	PowerPoint Plakat
10:31	Einführung	S. sollen Übersicht kennen	L. erklärt Übersicht über Fach Sportmedizin	Plenum	PowerPoint Plakat Clip Board
10:34	Zugang	S. sollen Textinhalt verstehen	Plenum liest abschnittsweise Fachliteratur	Plenum	Arbeitsblatt
10:52	Erarbeitung	S. reduzieren Text auf das Essentielle	S. erarbeiten WHP	Gruppenarbeit „Pick Up" [1]	Schüler-aufschrieb / Arbeitsblätter
11:13	Sicherung	S. sollen Gespür für das Essentielle entwickeln und reduzierte Phase wiedergeben	S. tragen Ergebnisse vor L. notiert Ergebnisse an White Board	SV ggf. SLG	Arbeitsblatt White Board
11:28	Festigung	S. sollen Untersuchung und Behandlung anhand der Wundheilungspha sen selbständig und fachgerecht durchführen weitere Therapie-schritte planen und entscheiden welche Therapiemethode n sie anwenden	S. erarbeiten WHP anhand von Verletzungen	Gruppen-/ Partnerarbeit „Partnerpuzzle" [2]	Arbeitsblätter
11:43	Transfer / Sicherung	S. schlagen Untersuchungs- und Therapie-möglichkeiten vor. S. begründen ihre Unter-suchungs-bzw. Therapie-auswahl	S. zeigen Untersuchungst echniken und Behandlungs-strategien vor	SV ggf. SLG oder Lehrer-demonstration	Schüler-aufschrieb
11:57	Ausblick	S. sollen sich mit vergangenem Block aus-einander setzen	Austeilung Hand Out L. stellt Thema	Lehrervortrag	Hand Out Clip Board

		und abschätzen wie das Gelernte im nächsten Unterrichtsblock angewendet werden kann	des nächsten Unterrichtsblock es vor		
11:59	Verab-schiedung		L. dankt für die gute und konzentrierte Mitarbeit	Plenum	

L. Lehrer   S. Schüler

LV :Lehrervortrag   SV Schülervortrag

SLG : Schüler Lehrer Gespräch   GA Gruppenarbeit

PA Partnerarbeit   WHP Wundheilungsphase

6. Literatur

van den Berg, Frans (2003) : Angewandte Physiologie Band I Grundlagen der Bindegewebsphysiologie Kapitel 1.6 Wundheilung Thieme 2003 S. 48 -51

[1] Mattes, Wolfgang (2011) : Methoden für den Unterricht Partnerpuzzle Schöningh S 242

[2] Mattes, Wolfgang (2011) : Methoden für den Unterricht Pick Up Methode Schöningh Methode S. 136

7. Anhang

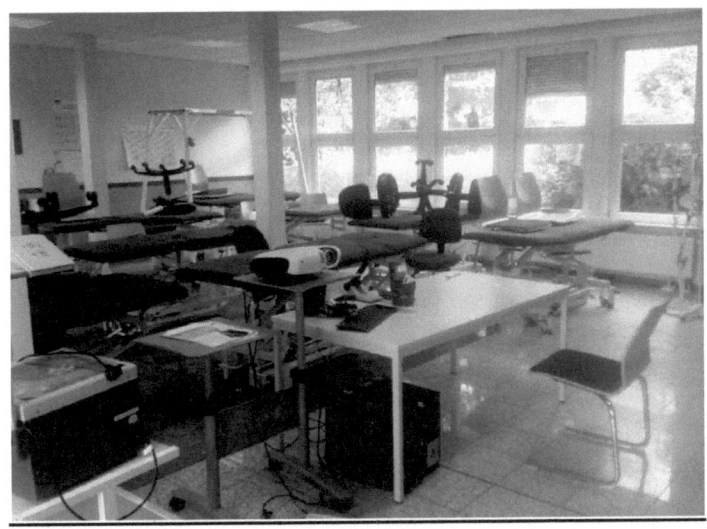

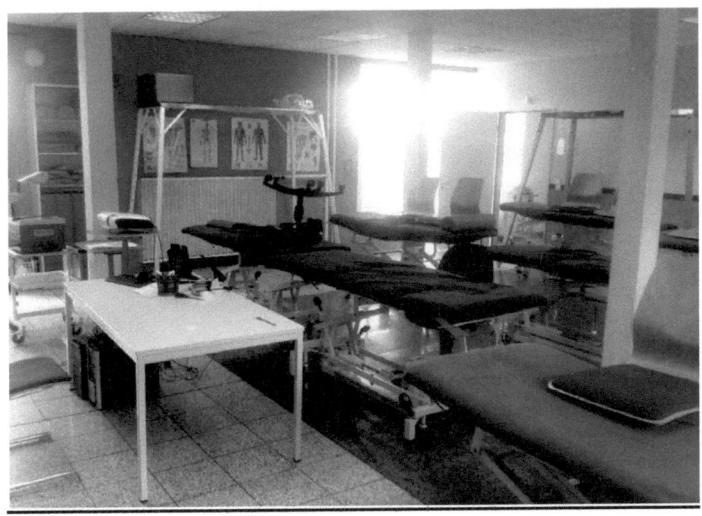

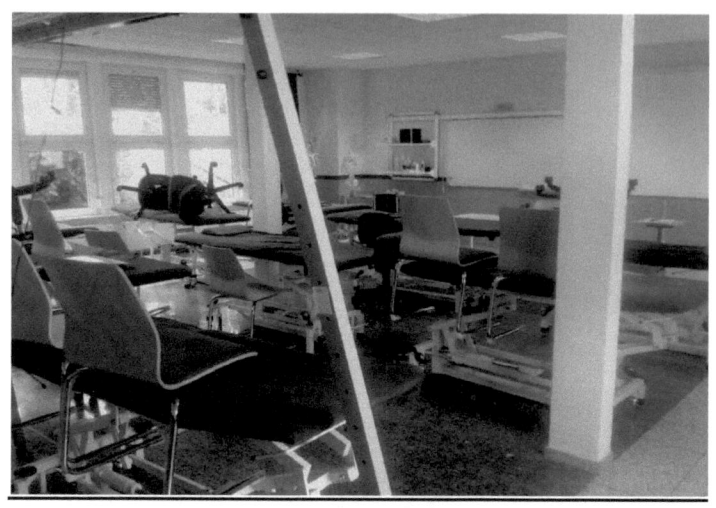

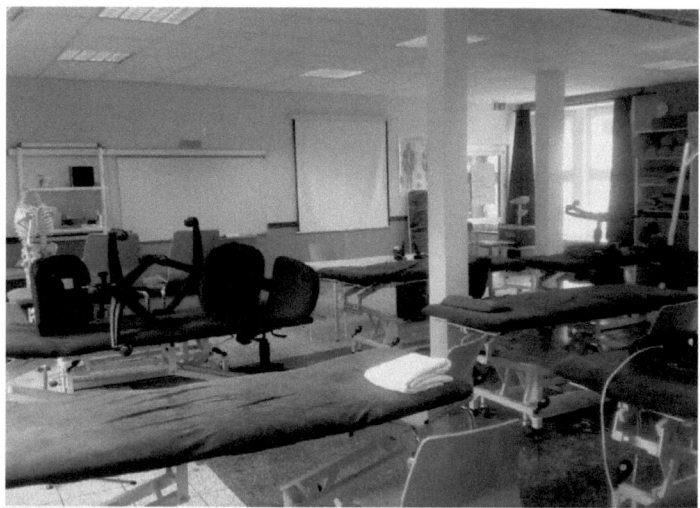

Kursraum PT7

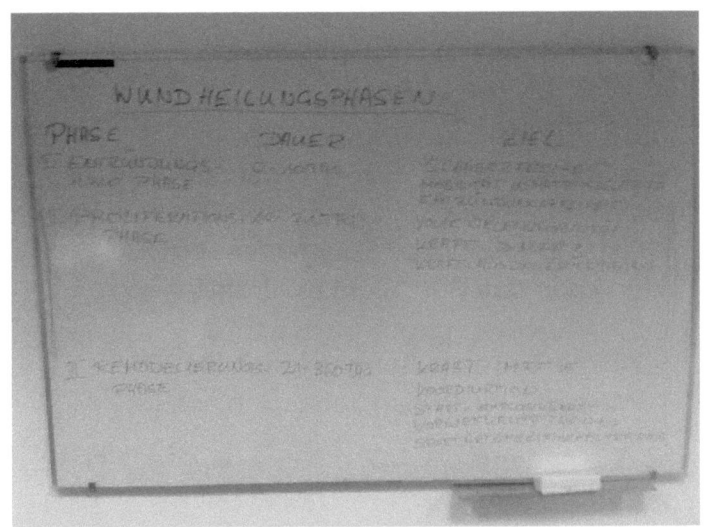

White Board Anschrieb

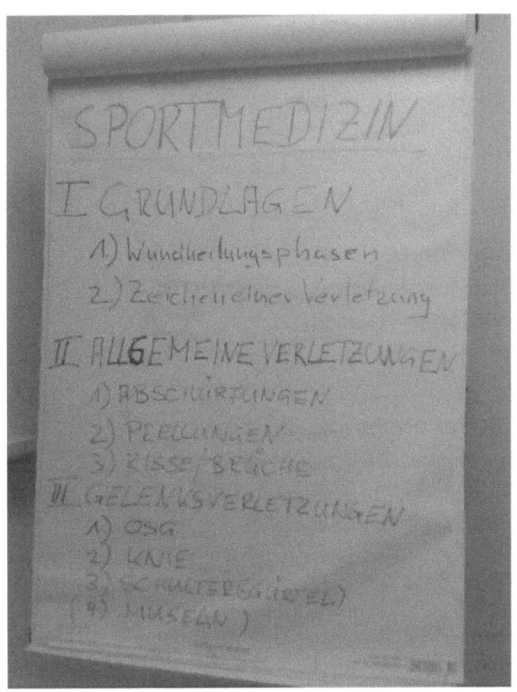

Clip Chart Übersicht

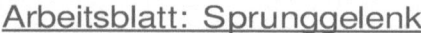

Arbeitsblatt: Sprunggelenk

Ein Sportler hat sich vor 10 min auf dem Spielfeld verletzt und kommt zu Ihnen in die Praxis. Er klagt über Schmerzen am OSG Und kann das Bein nicht mehr belasten.

- Welche Untersuchungen leiten sie ein?
- Wie sieht Ihr Behandlungsplan aus?

TomNeufert/Sportmedizin 47

Arbeitsblatt für Gruppenarbeit Wundheilungsphase Akutphase

Arbeitsblatt: Knie

Ein Sportler kommt 10. Tage Post-OP VKB zu Ihnen in die Praxis. Der Pat. möchte zur neuen Saison wieder spielen.

- Wie sieht Ihr Behandlungsplan aus ?
- Was steht in dieser Therapiephasen im Vordergrund ?
- Was sind Ihre Ziele in dieser Therapiephase ?

TomNeufert/Sportmedizin 66

Arbeitsblatt für Gruppenarbeit Wundheilungsphase Proliferationsphase

Arbeitsblatt : Schulter

- Als Sportphysiotherapeut betreuen Sie eine Handballmannschaft.
  Ein verletzter Angreifer Ihrer Mannschaft kommt 3 Wochen nach Schulterluxation zu Ihnen.

- In welcher Phase der Wundheilung ist Ihr Spieler ?
- Wie sieht Ihr weiterer Therapieplan bzw. Trainingsplan aus?

Arbeitsblatt für Gruppenarbeit Wundheilungsphase Remodellierungsphase

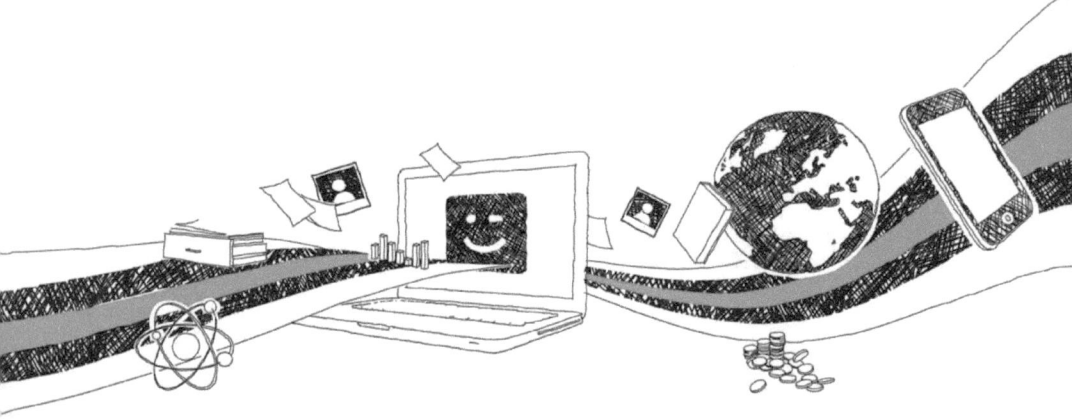
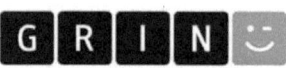